DE
L'ATROPHIE DE LA PROSTATE

DE LA CASTRATION

DANS

L'HYPERTHROPHIE DE LA PROSTATE

ÉTUDE EMBRYOLOGIQUE
TÉRATOLOGIQUE, ANATOMIQUE, CLINIQUE ET EXPÉRIMENTALE

PAR LE

Dr P.-E. LAUNOIS

Ancien interne des hôpitaux
Préparateur d'Histologie à la Faculté de médecine
Lauréat de l'Académie de médecine

Extrait des *Annales des Maladies des Organes génito-urinaires*
d'Octobre 1894

PARIS
LIBRAIRIE MÉDICALE ET SCIENTIFIQUE
Alex. COCCOZ
11, RUE DE L'ANCIENNE-COMÉDIE, 11

1894

DE
L'ATHROPHIE DE LA PROSTATE
DE LA CASTRATION
DANS
L'HYPERTHROPHIE DE LA PROSTATE

DE
L'ATROPHIE DE LA PROSTATE
DE LA CASTRATION
DANS
L'HYPERTHROPHIE DE LA PROSTATE

ÉTUDE EMBRYOLOGIQUE
TÉRATOLOGIQUE, ANATOMIQUE, CLINIQUE ET EXPÉRIMENTALE

PAR LE

Dr P.-E. LAUNOIS

Ancien interne des hôpitaux
Préparateur d'Histologie à la Faculté de médecine
Lauréat de l'Académie de médecine

Extrait des *Annales des Maladies des Organes génito-urinaires*
d'Octobre 1894

PARIS
LIBRAIRIE MÉDICALE ET SCIENTIFIQUE
Alex. COCCOZ
11, RUE DE L'ANCIENNE-COMÉDIE, 11

1894

A MON MAITRE

M. LE PROFESSEUR F. GUYON

MEMBRE DE L'INSTITUT

Respectueux hommage.

DE

L'ATROPHIE DE LA PROSTATE

DE LA CASTRATION

DANS

L'HYPERTROPHIE DE LA PROSTATE

(*Étude embryologique, tératologique, anatomique, clinique et expérimentale*)

Lorsque de 1882 à 1885, je poursuivais, sous l'inspiration de mon maître le professeur Guyon, mes recherches sur les altérations pathologiques que l'âge imprime chez l'homme aux différents segments de l'appareil urinaire et en particulier à la prostate, j'avais été tout naturellement amené à étudier cette glande dans la série animale. Mes premières observations m'avaient bientôt permis de reconnaître que, chez tous les animaux domestiques mâles privés de leurs testicules par la castration, la prostate subissait une atrophie considérable ; elle ne constituait plus qu'une petite masse fibreuse dans laquelle le microscope ne permettait de retrouver que quelques traces du parenchyme glandulaire perdues au milieu d'un tissu conjonctif dense et serré. Me basant d'une part sur ces constatations anatomiques, dont la pathogénie ne m'avait tout d'abord pas préoccupé, me basant d'autre part sur les faits que j'avais pu recueillir dans la littérature médicale et en particulier dans les œuvres de Godard (1), je n'avais pas tardé à tirer des indications thérapeutiques. En mars 1884, fort de l'ensemble de ces résultats, je crus avoir trouvé un procédé de cure radicale de l'hypertrophie de la prostate. Je fis part de cette conception à mon maître, je lui montrai les relations étroites qui unissent entre eux au point de vue anatomique et physiologique les différents segments de l'appareil séminal, relations telles que si la portion principale de ce même appareil, les testicules, sont congénitalement ou ultérieurement atrophiés, une atrophie similaire se retrouve dans les vésicules séminales et la prostate. De plus une double castration pratiquée sur des animaux jeunes ou adultes déterminant l'atrophie en masse de la prostate, cette même opération pratiquée chez l'homme pouvait, selon moi, amener des résultats semblables même dans les cas d'hypertrophie de la glande. J'ajoutais, pour donner plus de valeur à mes arguments, que nombre de vieillards, dont les dernières années sont empoisonnées par la dysurie mécanique, seraient prêts à faire le sacrifice de leurs deux testicules, devenus presque inutiles à leur âge. Les objections qui devaient naturellement accueillir semblable proposition ne m'encouragèrent guère à continuer mes recherches anatomiques et mes castrations expérimentales sur les chiens.

J'avais mis de côté mes notes, non sans regrets, et un peu oublié l'atrophie de la prostate consécutive à la castration, lorsque au mois d'octobre 1893, mon attention fut à nouveau attirée sur ce sujet par une intéressante communication qu'avait faite, au mois d'avril de la même année,

(1) Godard, *Recherches sur les monorchides et les cryptorchides*, Paris, 1856. — *Etudes sur la monorchidie et la cryptorchidie chez l'homme*, Paris, 1857. — *Mémoires de la Société de biologie*, années 1856 et 1857. — *Etude sur l'absence congénitale du testicule*. Thèse de Paris, 1858. — *Société de biologie*, 1859. — *Recherches tératologiques sur l'appareil séminal*, Paris, 1860. *Egypte et Palestine. Observations médicales et scientifiques*, Paris, 1862.

le chirurgien Ramm (1) à la Société de médecine de Christiania. Cet auteur, se basant d'une part sur des données anatomo-pathologiques dont j'aurai plus loin à faire la critique, et d'autre part sur les résultats heureux que lui avait fournis la castration pratiquée sur des chiens, était arrivé à des conclusions identiques aux miennes. Passant de la théorie à l'action, il a, le premier, pratiqué chez l'homme la castration pour obtenir la cure radicale de l'hypertrophie de la prostate. Le résumé que nous donnerons plus loin des observations de ses deux opérés, âgés l'un de 73, l'autre de 67 ans, démontrera d'une façon indiscutable la supériorité de la méthode nouvelle sur tous les moyens employés jusqu'à présent et qui tous sont purement palliatifs.

Je me remis à l'œuvre et repris l'étude de l'*atrophie de la prostate*. L'embryologie, l'anatomie normale, la physiologie me permirent de reconnaître que l'évolution de la glande prostate, qui fait partie de l'appareil génital mâle, est intimement liée à celle du testicule, portion principale de ce même appareil. De plus, en me basant sur les résultats fournis par la tératologie, l'anatomie pathologique, l'expérimentation, j'arrivai à cette conclusion générale : que l'atrophie de la prostate est partielle ou totale selon que l'un des testicules ou les deux ne se sont pas développés, se sont atrophiés ou ont été enlevés. Espérant vaincre ses dernières résistances, je communiquai cette conclusion à mon maître le professeur Guyon ; il m'encouragea à poursuivre mes recherches et me dit que cette question était à l'ordre du jour en Amérique et en Angleterre, que dans la littérature médicale de ces deux pays je trouverais plusieurs mémoires qui confirmaient d'ailleurs pleinement mes résultats. A l'Association chirurgicale américaine, dans

(1) Ramm. *Hypertrophia prostatæ behandelt mit Kastration — Centralbl. für Chirurgie*, 1893. N° 35, p. 759. (Une faute d'impression a fait écrire Rocum, faute qui a été reproduite dans les journaux français.) — Ramm, *Hypertrophia prostatæ durch Kastration. Centralbl. für Chirurgie*, 28 avril 1894.

une séance tenue en juin 1893 à Buffalo, le chirurgien White (1), de Philadelphie, avait en effet lu un mémoire des plus intéressants sur l'influence qu'exerce la castration double sur la prostate normale chez les animaux et sur la prostate hypertrophiée chez l'homme. J'ai retrouvé dans cette étude, à côté de faits expérimentaux nombreux et des plus démonstratifs, la plupart des observations que j'avais pu faire et des conclusions identiques aux miennes. De même que Ramm en Europe, White a, le premier en Amérique, proposé la castration double comme moyen curatif de l'hypertrophie de la prostate. Sa méthode tend à se généraliser, comme il l'indiquait tout dernièrement dans une lettre de l'Union médicale (2).

Je me propose dans ce mémoire d'exposer un résumé de mes recherches anatomiques, cliniques et expérimentales; je resterai biologiste et avouant mon incompétence je laisserai les chirurgiens libres de tirer des faits que j'ai réunis les conclusions qu'ils croiront les meilleures au point de vue thérapeutique.

ÉVOLUTION PARALLÈLE DES TESTICULES ET DE LA PROSTATE

(*Embryologie, anatomie et physiologie normales.*)

Pour bien prouver les relations étroites qui unissent entre elles les différentes portions de l'appareil génital mâle à l'état pathologique, il nous paraît indispensable d'indiquer brièvement, en nous appuyant sur l'embryologie, l'anatomie et la physiologie, ce que sont à l'état normal ces mêmes relations. Il est généralement admis aujourd'hui que la prostate fait bien partie de l'appareil génital mâle et nous ne nous attarderons pas à discuter ce point particulier.

(1) WILLIAM WHITE, *The present position of the surgery of the hypertrophied prostate.* (*The British medical Journal*, 9 septembre 1893, page 575.)

(2) WILLIAM WHITE, *La castration pour hypertrophie de la prostate.* (*Union médicale*, 30 juin 1894).

L'étude du développement des différentes parties de ce même appareil le démontre d'ailleurs d'une façon évidente.

Le testicule, comme l'ovaire, se développe aux dépens de la saillie génito-urinaire et plus spécialement aux dépens de l'épaississement cellulaire (épithélium germinatif) que présente cette saillie sur son bord interne. Les cellules qui constituent l'épithélium germinatif sont disposées sur plusieurs couches : quelques-unes se différencient, deviennent plus grosses et forment les ovules primordiaux. Les choses sont ainsi disposées qu'il s'agisse d'un embryon mâle ou d'un embryon femelle. Puis la glande se circonscrit mieux : l'épithélium envoie des végétations qui forment les tubes de Pflüger.

Dans les tubes glandulaires ainsi formés, on trouve des ovules primordiaux, grosses cellules brillantes avec un noyau très chromatique, au milieu de cellules plus petites. C'est seulement à ce stade que commence la différenciation entre le testicule et l'ovaire. Si l'embryon doit être mâle, les tubes de Pflüger ne s'étranglent pas, ils restent à l'état de cordons pleins et s'anastomosent les uns avec les autres. Les connexions entre les tubes et la surface disparaissent ensuite et à cette époque le second stade est complètement terminé. Ainsi, à la période embryonnaire, la glande sexuelle est hermaphrodite; dans les premiers stades de son développement, elle contient en effet des ovules chez le mâle comme chez la femelle. Ultérieurement dans l'immense majorité des cas les ovules mâles s'atrophient et il ne reste dans les tubes séminipares que les petites cellules ou cellules pariétales. L'arrangement ultérieur de la glande testiculaire est facile à comprendre, nous n'insisterons pas.

Passons au développement des conduits excréteurs du sperme.

Dès qu'il commence à être bien accusé, l'épithélium germinatif présente sur son bord externe une gouttière qui se ferme et constitue chez la femelle le canal de Müller donnant naissance à l'oviducte. Ce canal de Müller ne donne pas naissance par une transformation particulière aux conduits excréteurs du sperme, excepté, comme nous le verrons dans un instant, pour la partie inférieure. On peut donc dire que l'appareil excréteur mâle se forme en même temps que l'appareil excréteur femelle et que là encore il y a hermaphrodisme.

C'est du corps de Wolff, situé dans la saillie génito-urinaire que dérivent le canal déférent et l'épididyme, et plus particulièrement de sa partie supérieure, la seule qui persiste. La partie supérieure du corps de Wolff forme la tête de l'épididyme, les canaux wolffiens devenant les cônes séminifères; ces différents conduits s'abouchent directement avec la glande génitale mâle. En même temps, chez le mâle, le canal de Müller disparaît, du moins dans sa plus grande étendue. Seules les deux extrémités persistent : la supérieure forme une petite ampoule parfois ouverte, tapissée à son intérieur par des cellules à cils vibratiles. Elle coiffe le sommet du testicule et est appelée hydatide sessile de Morgagni; elle est l'homologue du pavillon de la trompe. L'extrémité inférieure du canal de Müller forme avec sa congénère du côté opposé l'utricule prostatique du canal de l'urèthre. Elle est l'homologue de l'utérus, aussi comprend-on que nombre d'auteurs la décrivent sous le nom d'utérus mâle (Mathias Duval) (1).

On admet généralement depuis Kœlliker que c'est au commencement du troisième mois de la vie fœtale que se développent les glandules prostatiques sous forme de bourgeons provenant de l'épithélium du sinus uro-génital. D'après Cadiat et d'autres observateurs les premiers éléments glandulaires existent sur des embryons d'animaux de 12 millimètres de longueur, âgés de deux semaines environ. Les premiers bourgeons sont situés au-dessous et en arrière de la portion qui répond au vérumontanum.

(1) Mathias Duval, *Cours d'Histologie.* Mars 1894.

D'abord longs et pleins, généralement simples, ils mesurent une longueur de 250 à 300 millimètres. Lorsqu'ils se développent ils présentent à leur extrémité une légère ramification dichotomique. Les cordons glandulaires deviennent de plus en plus nombreux et se ramifient en émettant des bourgeons secondaires. Sur un fœtus de 7 mois, la prostate a la grosseur d'un pois. A la naissance, elle a un diamètre moyen de 8 millimètres et pèse 841 milligrammes (Gros de Louisville). Nous avons (1) dans un autre travail décrit ses caractères histologiques et montré que ses culs-de-

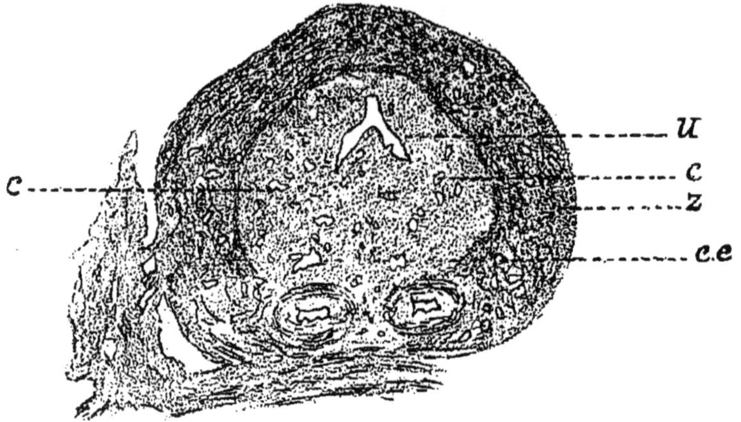

Fig. 1. — Coupe de la prostate à la naissance.

u. Canal de l'urèthre.
c. *c*. Culs-de-sac glandulaires.
z. Zone périprostatique.

sac glandulaires rappellent ceux d'une glande en grappe entourés de fibres conjonctives et de fibres musculaires lisses.

Pendant l'enfance, la prostate, comme les testicules, sommeille ; elle ne commence à augmenter de volume et à devenir une glande véritablement sécrétante qu'à l'époque de la puberté, c'est-à-dire au moment même où commencent dans les tubes séminipares les transformations épithéliales qui aboutissent à la formation des spermatozoïdes ou cellules mâles.

(1) P.-E. Launois, *De l'appareil urinaire des vieillards*. (Étude anatomo-pathologique et clinique. Paris 1885 Prix Civiale.)

Vers l'âge de 25 à 30 ans, alors que l'activité génitale se rapproche de son summum, sans que celui-ci puisse cependant être nettement déterminé, la prostate présente ses caractères anatomiques les plus typiques ; la portion glandulaire considérablement développée l'emporte sur la trame conjonctive et musculaire. N'est-ce pas à cet âge aussi qu'on

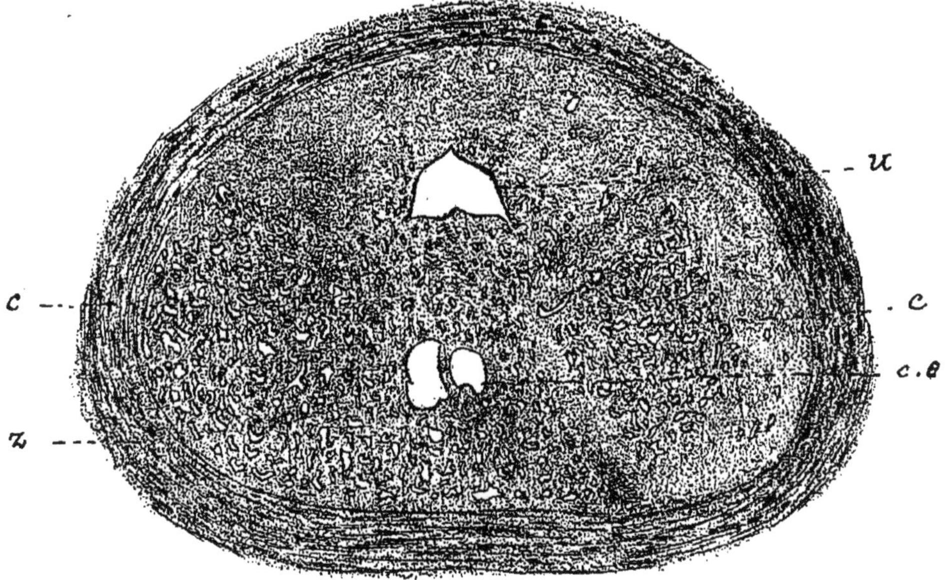

Fig. 2. — Coupe de la prostate à la puberté.

u. Urèthre.
c. c. Culs-de-sac glandulaires.
c. e. Canaux éjaculateurs.
z. Zone périprostatique.

peut le mieux observer dans les tubes testiculaires de l'homme les différentes étapes cellulaires dont l'ensemble constitue la spermatogénèse.

A partir de 35 ans apparaissent dans la prostate des transformations parenchymateuses qui portent d'abord sur les culs-de-sac glandulaires et leur contenu. Il est de règle à partir de cet âge de rencontrer sur les coupes de petites concrétions formées par des couches concentriques très élégantes (les sympexions) qui ressemblent à des grains d'amidon et qui sont formées de substance azotée.

Peu à peu la trame conjonctive et musculaire s'épaissit, s'organise de façon à former autour des culs-de-sac glandu-

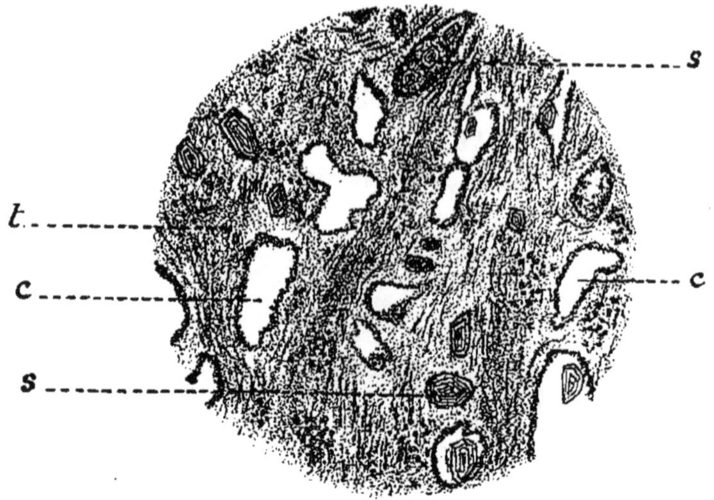

Fig. 3. — Coupe d'une prostate de 40 ans.
t. Trame formée par des fibres conjonctives et des fibres musculaires lisses.
c. c. Culs-de-sac glandulaires.
s. s. Sympexions.

laires de véritables anneaux scléreux. C'est vers 45 à 50 ans qu'apparaissent ces lésions qui vont en s'accentuant à mesure que l'individu avance en âge. Sur des coupes on

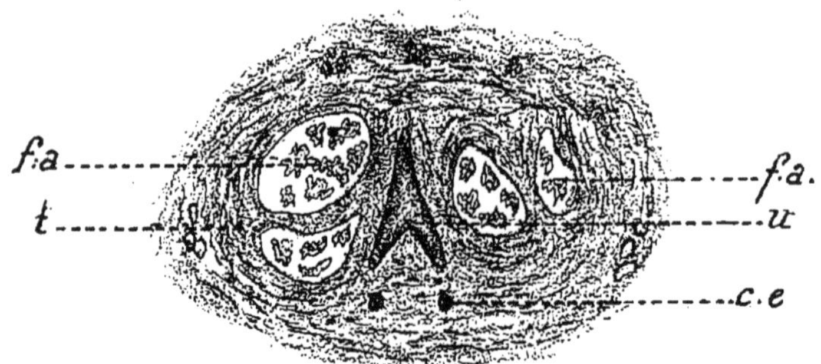

Fig. 4. — Coupe d'une prostate sénile.
u. Coupe de l'urèthre.
f. a. Fibro-adénomes de la prostate.
t. Trame conjonctive et musculaire.
c. e. Canaux éjaculateurs.

retrouve de petites masses arrondies ou ovalaires faisant saillie sur la surface de section.

L'étude histologique détaillée que nous en avons faite

nous a permis de décrire leur structure intime; nous les avons appelées fibro-adénomes. Elles peuvent, dans certaines conditions que nous avons cherché à élucider, acquérir des dimensions considérables et être nombreuses; la prostate est devenue le siège d'une véritable cirrhose hypertrophique. Cette cirrhose spéciale est le substratum anatomique de l'hypertrophie de la prostate.

Cette involution normale de la prostate coïncide avec des modifications de même nature dans les testicules. Dans ces dernières glandes, la cirrhose est atrophique et, comme l'ont si bien démontré Arthaud (1), Monod et Terrillon (2), l'atrophie sénile du testicule est normale et consécutive aux seuls progrès de l'âge.

Nous pourrions encore trouver une autre preuve de la corrélation évolutive qui existe entre le testicule et la prostate dans les modifications vasculaires que présentent ces deux organes chez les vieillards.

De l'ensemble de ces données anatomiques nous croyons pouvoir conclure que les divers segments de l'appareil génital mâle, bien qu'éloignés l'un de l'autre, subissent la même évolution. Si, au premier abord, les lésions séniles semblent différer selon quon les observe dans le testicule ou dans la prostate, elles n'en sont pas moins le résultat des mêmes causes et les différences constatées tiennent à la disposition des deux parenchymes glandulaires qui ne sont pas comparables histologiquement.

La physiologie, comme l'anatomie normale, nous montre les liens étroits qui unissent les testicules et la prostate. Les tubes testiculaires ou séminipares donnent naissance par une série de transformations épithéliales, aujourd'hui bien connues, aux spermatozoïdes ou cellules mâles. Mais pour que ces éléments anatomiques puissent conserver leur vitalité et être chassés au dehors, ils doivent baigner

(1) ARTHAUD, *Étude sur le testicule sénile.* (Thèse de Paris, 1883.)
(2) MONOD et TERRILLON, *Traité des maladies du testicule.* (Paris, 1889, p. 464.)

dans un liquide alcalin. Celui-ci est fourni par les voies d'excrétion du sperme et en particulier par la prostate qui leur est annexée. Physiologiquement donc la prostate est intimement unie aux testicules.

L'anatomie et la physiologie comparées nous fournissent encore une preuve évidente que la prostate fait bien partie de l'appareil séminal et qu'elle suit la même évolution vitale et fonctionnelle que la glande génitale mâle.

John Hunter a observé, il y a longtemps déjà, que, chez la taupe, la prostate est en hiver à peine apparente, mais qu'au printemps, c'est-à-dire à l'époque des amours, elle devient très volumineuse et se remplit de mucus.

Owen a confirmé ces constatations ; il démontre de plus que le volume de la prostate de la taupe mâle commence à augmenter en février et que la glande acquiert vers la fin de mars des proportions telles qu'elle cache presque complètement la vessie. Le même auteur fait des constatations analogues chez le hérisson.

Griffiths observe à son tour les organes génitaux mâles chez les mêmes animaux pendant et après l'époque du rut. Il pratique de nombreuses coupes de la prostate pendant la période de repos et pendant la période d'activité sexuelle. A l'état de repos, la prostate est formée par quelques tubuli tapissés par des cellules épithéliales petites et aplaties. Cette même disposition se retrouve dans les tubes séminipares du testicule. A la période active il observe d'abord une augmentation de la vascularisation de tout l'appareil génital, puis « un développement considérable de toutes les glandes et parties comprises dans l'appareil de la génération ».

Ces constatations sont des plus importantes au point de vue qui nous occupe.

VICES DE DÉVELOPPEMENT DES TESTICULES ET ATROPHIE DE LA PROSTATE

Tératologie.

Si la portion la plus importante de l'appareil génital mâle, le testicule, subit un arrêt de développement qui le rend inapte à la fonction qu'il doit remplir, ou si, par une des raisons que, le premier, Godard a bien indiquées, sa migration est incomplète, il survient dans les autres parties (prostate et vésicules) des voies séminales des modifications qui se traduisent par leur atrophie ; ces différentes portions des voies séminales restent comme la glande spermatique à l'état rudimentaire.

Quand un des testicules ne descend pas dans les bourses (monorchidie), le lobe correspondant de la prostate reste petit et ne se développe pas ; de même la glande prostatique tout entière subit un arrêt de développement dans la cryptorchidie. Une loi de physiologie générale, admise par tous, montre que, lorsque par le fait d'un vice de développement, une glande ne peut remplir la fonction qui lui est dévolue, elle reste atrophiée et que cette atrophie se retrouve sur ses conduits excréteurs et les portions qui leur sont annexées.

Monorchidie.

L'homme atteint de ce vice de conformation n'a qu'un testicule dans le scrotum. Celui du côté opposé existe soit dans la cavité abdominale, le canal inguinal, le canal crural, le pli cruro-scrotal, soit encore dans la région périnéale. D'autres fois la glande mâle manque complètement et n'est plus représentée dans la bourse que par un des rudiments de l'appareil génital, le canal déférent.

En pareil cas et d'une façon générale, le lobe de la prostate correspondant au testicule ectopié reste atrophié. En lisant les observations recueillies par Godard on peut en trouver quelques-unes où cette association est notée.

L'atrophie unilatérale de la prostate est surtout facile à reconnaître quand on examine l'appareil génital à l'âge adulte, c'est-à-dire à l'époque où le développement devrait être complet. On pourra s'en convaincre en lisant l'observation suivante que nous empruntons à notre ami le docteur Bezançon (1) et dont nous donnons un résumé. Cette observation, qui a trait à un cas d'ectopie abdominale du testicule gauche, est d'autant plus intéressante qu'elle contient un examen anatomique détaillé de l'appareil génital et que nous avons pu faire un examen histologique complet de la prostate dont les coupes sont conservées au laboratoire d'histologie.

Observation (résumée). — *Ectopie abdominale du testicule gauche chez un homme de 20 ans, atrophie du lobe gauche de la prostate.*

X..., âgé de 20 ans, prisonnier à la Santé, condamné pour viol, a dans les bourses un testicule normal à droite; à gauche, pas de glande, ni dans les bourses ni dans le canal inguinal; légère hernie crurale. Il a des éjaculations normales. Il meurt de tuberculose pulmonaire.

Autopsie de l'appareil génital. Dans un diverticule du canal inguinal gauche, on trouve une petite masse rougeâtre, légèrement aplatie, lobulée, mollasse, en connexion avec l'abdomen par un funicule blanchâtre de l'épaisseur d'un fil et par quelques vaisseaux. Cette petite masse est non pas le testicule, mais un fragment aberrant de l'épididyme, comme le montra l'examen microscopique. La glande testiculaire est retrouvée, après coup, dans la fosse iliaque au voisinage du détroit supérieur, reliée au cordon grêle que nous avons signalé. Elle est très réduite de volume; elle pèse 5 grammes avec son épididyme. Le testicule droit est contenu dans la tunique vaginale unique qui se trouve dans les bourses; il est d'apparence normale et pèse 15 grammes avec son épididyme.

La prostate est asymétrique ainsi que les vésicules séminales. Le sperme de la vésicule droite contient des spermatozoïdes; celui de la vésicule gauche correspondant au côté ectopié n'en contient pas. L'examen histologique comparatif des deux testicules montre que le parenchyme de la glande ectopiée est considérablement modifié dans sa structure et que les cellules qui emplissent les tubes sont en en particulier inaptes à remplir aucune fonction.

(1) P. Bezançon, *Etude sur l'ectopie testiculaire du jeune âge et son traitement*, Thèse de Paris, 1892.

J'ai pu parfaire cet examen histologique déjà si complet en étudiant sur des préparations microscopiques les altérations de la prostate.

En examinant à l'œil nu par transparence des coupes intéressant toute l'étendue de la glande, on peut reconnaître que la moitié gauche est moins volumineuse que la droite. L'examen comparatif des deux lobes, pratiqué à l'aide d'un faible grossissement, montre que le lobe droit contient de nombreux culs-de-sac glandulaires et

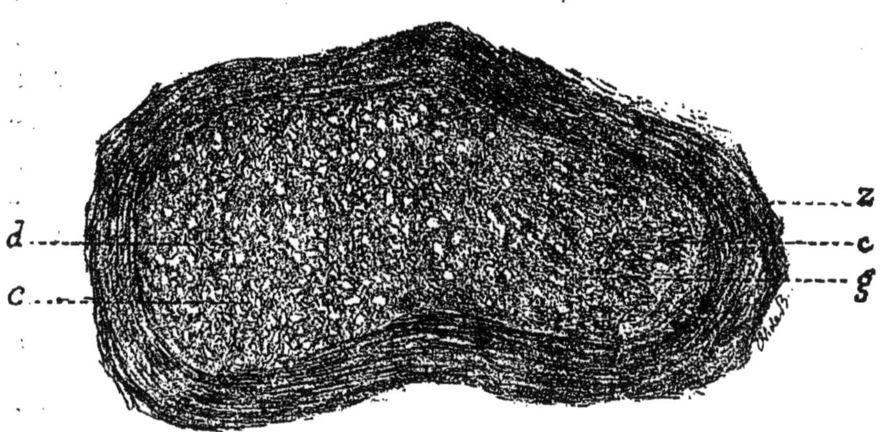

Fig. 5. — Athrophie unilatérale de la prostate dans un cas de monorchidie (ectopie abdominale gauche).

g. Lobe gauche atrophié.
d. Lobe droit normal.
c. c. Culs-de-sac glandulaires.
z. Zone périprostatique.

que dans la plupart d'entre eux il existe deux ou trois petites masses formées par des couches concentriques, des sympexions.

La partie centrale du lobe gauche contient aussi quelques-unes de ces concrétions. Quant aux deux tiers externes de ce même lobe gauche, correspondant, comme nous l'avons dit, au testicule ectopié, ils se présentent avec une coloration rosée uniforme et ne semblent formés que de tissu conjonctif. A l'aide d'un plus fort grossissement on peut mieux observer la texture de la trame conjonctive et reconnaître à côté et au milieu des travées la présence de fibres musculaires lisses non modifiées. Dans aucun point de la périphérie on ne retrouve d'acini glandulaires.

A l'autopsie d'un homme d'une quarantaine d'années, ayant remarqué qu'un seul testicule existait dans les bourses, nous avons procédé avez soin à l'examen anatomique de son appareil génital.

Observation (résumée). — *Monorchidie. Atrophie unilatérale de la prostate et d'une vésicule séminale.*

Le testicule droit, le seul qui ait subi sa migration complète, est normal comme forme, comme volume et comme structure histologique. Le testicule gauche est représenté par une petite masse fibreuse occupant la partie moyenne du canal inguinal. La vésicule séminale gauche est atrophiée.

La prostate est asymétrique, le lobe droit normal est d'un tiers plus gros que le lobe gauche.

Sur des coupes totales de la glande pratiquées selon les méthodes ordinaires et passant au niveau du vérumontanum, on retrouve à droite des culs-de-sac normaux. Dans le lobe gauche on trouve des culs-de-sac présentant le même aspect au voisinage et au-dessous de l'urèthre. Les deux tiers externes de ce même lobe ont perdu leur aspect glandulaire.

Cryptorchidie.

L'homme atteint de cryptorchidie n'a pas de testicules dans la portion du tégument qui correspond aux bourses. Cette absence des deux glandes spermatiques n'est qu'apparente, et le plus souvent, par un examen attentif, on parvient à les retrouver dans les fosses iliaques, les canaux inguinaux, ou au niveau du pli cruro-scrotal, régions que ces organes avaient à franchir pour opérer leur migration complète. Très exceptionnellement les testicules sont dans les canaux cruraux ou bien dans la région périnéale.

Dans les relations d'autopsies qui ont trait à ce vice de conformation relativement rare, nous n'en avons trouvé que peu où il soit fait mention de l'état de la prostate. Les auteurs décrivent surtout l'état des vésicules séminales qui sont petites et ne renferment pas de spermatozoïdes. Il résulte de leurs recherches que les hommes, dont les deux testicules sont ainsi arrêtés dans leur évolution, sont stériles mais ne sont pas impuissants. Il nous semble bien probable qu'en pareil cas l'atrophie de la prostate participe à l'atrophie générale de l'appareil génital mâle.

Observation. — Cornelli (1) a fait la description anato-

(1) Cornelli, *Ueber ein Fall von Geburtshinderniss.* (*Wein med. Wochensch.*, 1879, n° 37.)

mique d'un vice de conformation intéressant. Dans son observation, le fœtus mit obstacle à l'accouchement par la vessie qui était fortement distendue par l'urine. Les uretères étaient également dilatés. En outre il y avait absence complète des vésicules séminales, de la prostate et de l'utricule prostatique. Les testicules n'étaient pas descendus.

Nous devons au docteur Dubuc, avec lequel nous discutions la pathogénie de l'atrophie de la prostate, l'intéressante observation suivante :

OBSERVATION (résumée). — *Cryptorchidie. — Absence complète du testicule droit dans le canal inguinal. — Arrêt complet de développement de la prostate.*

Le sujet de la présente observation est actuellement (juillet 1894) âgé de 25 ans.

A l'âge de 9 ans et demi, hernie inguinale du côté droit pour laquelle il porte un bandage. Le scrotum est vide des deux côtés. Dans l'aine droite existe une tuméfaction arrondie de petit volume qui représente le testicule droit arrêté dans sa descente. Aucune tuméfaction dans la région inguinale gauche ; le testicule n'est pas perceptible de ce côté.

A l'âge de 18 ans et demi, les signes de la virilité se sont accentués, des pollutions se sont produites et à l'âge de 19 ans ont eu lieu les premiers rapports sexuels qui ont été suivis d'éjaculations. On aurait trouvé des spermatozoïdes dans le liquide éjaculé.

Dans le courant de l'été 1893, phénomènes de neurasthénie et en particulier le coït ne peut plus être pratiqué d'une façon normale ; à peine l'intromission a-t-elle eu lieu que l'éjaculation se produit. C'est à cette occasion qu'on pratique le toucher rectal le 5 juillet 1893. Malgré une exploration attentive, il est impossible de sentir la prostate. Cette glande a subi un arrêt de développement bien manifeste, car chez un sujet de 24 ans, elle aurait dû présenter le volume d'une châtaigne de moyenne grosseur.

Dans la cryptorchidie, on constate aussi l'atrophie des vésicules séminales ; leur arrêt de développement est toujours associé à l'arrêt de développement de la prostate.

Arrêt de développement d'un testicule.

Un des testicules, sans être ectopié, peut être pendant toute la vie beaucoup moins volumineux que celui du côté opposé ; dans ce cas la migration a été complète et l'arrêt de développement plus ou moins marqué est encore le fait d'un vice congénital. L'atrophie unilatérale s'observe en pareil cas comme le prouve l'observation suivante rapportée par Godard.

OBSERVATION (résumée). — *Atrophie congénitale du testicule gauche. Atrophie considérable du lobe gauche de la prostate.*

Le 11 février 1859, M. Simon, interne de M. le professeur Natalis Guillot, a bien voulu m'apporter les organes génito-urinaires du nommé Edme Pillard, entré la veille à l'hôpital Necker, salle Saint-Luc, n° 4. Cet homme, âgé de 37 ans, présentait les particularités suivantes: à droite, le testicule, l'épididyme, le canal déférent et la vésicule séminale étaient parfaitement disposés. A gauche, le testicule est moins volumineux, il y a absence du corps de l'épididyme. de la queue de cet organe, du canal déférent et de la vésicule séminale.

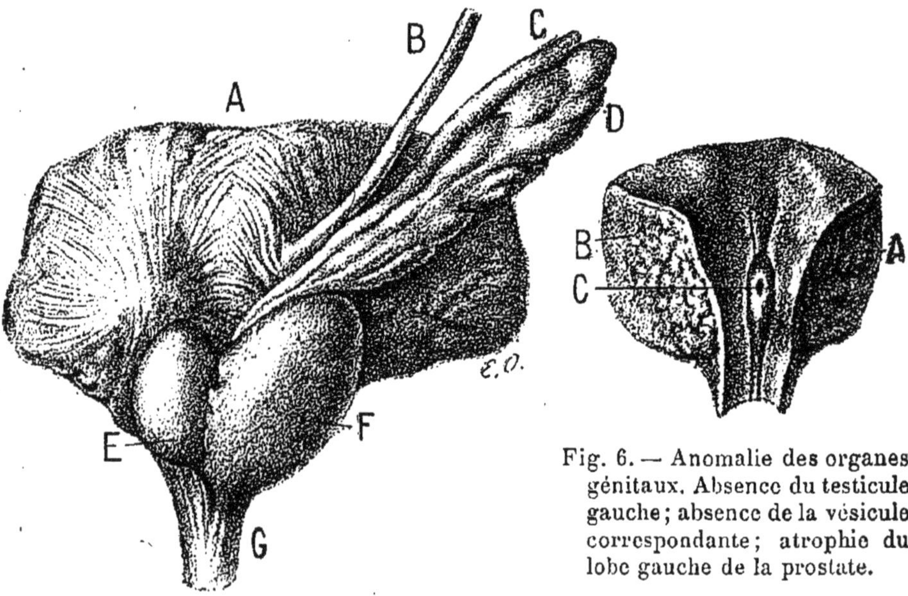

Fig. 6. — Anomalie des organes génitaux. Absence du testicule gauche ; absence de la vésicule correspondante ; atrophie du lobe gauche de la prostate.

La moitié droite de la prostate était grosse et avait 35 millimètres de longueur sur 23 de largeur, tandis que la moitié gauche était toute petite et mesurait seulement 22 millimètres de longueur sur 13 millimètres de diamètre transversal.

Arrêt de développement des organes génitaux externes; atrophie de la prostate.

Nous empruntons à White le seul cas dont nous avons trouvé la relation dans la littérature médicale :

Chez un sujet présentant un arrêt de croissance des organes génitaux externes comprenant le pénis, le scrotum et les testicules, tel que, malgré son âge de 33 ans, les organes génitaux avaient le volume de ceux d'un enfant de 6 à 7 ans, on ne put par l'examen rectal sentir qu'une simple arête à la place de la prostate atrophiée. La miction était normale.

Absence congénitale des testicules.

L'homme privé des testicules a, dit Godard, la portion intra-pelvienne de l'appareil séminal aussi peu développée que les organes génitaux externes. Dans ce vice de conformation très rare, non seulement les glandes destinées à sécréter le sperme font défaut, mais encore les organes appelés à fournir les liquides accessoires de la semence se trouvent à l'état rudimentaire. Comme type des modifications anatomiques observées en pareil cas, nous pouvons citer une observation que Godard doit à l'obligeance de M. le docteur Potain.

OBSERVATION (résumée). — *Absence congénitale des deux testicules, atrophie considérable de la prostate.*

Morillon, âgé de 61 ans, ciseleur, entre à l'hôpital de la Charité, service de M. Bouillaud, le 13 décembre 1859, et affecté d'une maladie de cœur, succombe le 21 janvier 1860.

La verge a le volume du petit doigt est mesure 35 millimètres de longueur, le prépuce compris. Les bourses manquent d'une manière absolue; le tégument qui leur correspond est légèrement plissé et présente quelques follicules pileux. Les anneaux inguinaux cutanés ne donnent passage à aucun organe et les anneaux inguinaux intérieurs ne contiennent ni cordons ni testicules.

L'abdomen étant ouvert, je m'assure qu'aucun organe ne s'engage dans les anneaux inguinaux intérieurs. Je recherche inutilement les testicules. Après une dissection minutieuse, je découvre les canaux déférents. Ils ont environ 1 millimètre et demi de diamètre. Ces conduits partent de la prostate, contournant la vessie, puis, accompagnés par les vaisseaux déférentiels, ils suivent le trajet qu'ils affectent chez le fœtus avant la descente des testicules ; mais bientôt ils cessent brusquement. Les vésicules séminales sont un peu moins volumineuses que les canaux déférents.

La prostate peu développée se continue presque insensiblement avec la vessie et la portion membraneuse de l'urèthre. Elle a trois centimètres de diamètre transversal à sa base et quinze millimètres de la base au sommet.

J'ajouterai encore que dans tous les cas de stérilité chez le mâle, Harrisson a noté l'atrophie de la prostate.

Sans m'étendre longuement sur l'habitus extérieur des individus atteints d'ectopie, je dois cependant signaler quelques-unes des particularités qu'ils présentent.

Il y a peu de choses à dire des monorchides. Chez les enfants rien ne trahit en général le retard dans l'évolution d'un des testicules, si ce n'est peut-être un peu d'infériorité dans le développement physique.

Les enfants cryptorchides présentent au contraire en général un aspect chétif, parfois un défaut de taille qui n'est pas caractéristique, mais qui a pourtant une certaine valeur. D'autres fois, comme le fait remarquer avec juste raison Bezançon, ces mêmes enfants se présentent avec de la polysarcie.

Plus tard, lorsque la puberté devrait avoir déterminé dans l'organisme les modifications que l'on connaît, les cryptorchides ou ceux qui ont une atrophie congénitale double des deux glandes séminales, se présentent avec des caractères tout à fait particuliers qui ont été décrits par Lorain sous le nom d'infantilisme. Ces individus, chez lesquels il y a absence de la puissance virile, sont petits et maigres, la barbe est rare ou nulle, la voix grêle, les seins volumineux, le bassin large. On remarque chez eux l'atrophie des membres inférieurs, des muscles du bassin, du périnée, de l'appareil urinaire (Brouardel, Reclus). Les testicules sont petits ou manquent, le pénis peu développé, mince et pointu. Ils ont de plus une atrophie similaire des organes profonds de la génération (prostate et vésicules). Les observations anatomiques qui indiquent cette association ne paraîtront peut-être pas nombreuses; celles que nous avons réunies ne sont pas moins probantes. Nous espérions trouver par exemple dans le mémoire de Bourneville et Solier (1) quelques observations d'atrophie de la prostate; quelque minutieux que soient les détails qu'ils donnent, celui-ci ne les a pas préoccupés. « Si les lésions des organes vecteurs du sperme ont si peu attiré l'attention des observateurs, il faut en chercher la cause d'après Geuillot (2) dans la difficulté d'obtenir des malades des renseignements exacts et surtout dans la profondeur de ces organes qui échappent facilement à l'exploration pendant la vie comme après la mort, car ils sont souvent oubliés au moment de l'autopsie. »

ATROPHIE DU TESTICULE ET ATROPHIE DE LA PROSTATE

(Anatomie pathologique. Clinique.)

Dans les paragraphes précédents nous avons mentionné l'atrophie sénile du testicule, atrophie pour ainsi dire normale consécutive aux seuls progrès de l'âge : bien étudiée dans ces derniers temps par Arthaud (3), par Monod et Terrillon (4), elle est caractérisée par une sclérose systématique du parenchyme testiculaire avec diminution de volume des tubes séminipares et ralentissement puis arrêt de la spermatogénèse. Elle s'accompagne, comme nous l'avons montré dans un autre travail, de modifications similaires dans le parenchyme glandulaire de la prostate; mais dans cette dernière

(1) Bourneville et Solier, *Des anomalies des organes génitaux chez les idiots et les épileptiques.* (*Progrès médical*, 1888, p. 125.)

(2) Geuillot, *Des vésicules seminales. Anatomie et pathologie.* (Thèse de Paris, 1882, n° 29, page 9.)

(3) Arthaud, *Etude sur le testicule sénile.* (Thèse de Paris, 1883.)

(4) Monod et Terrillon, *Traité des maladies du testicule.* (Paris, 1889, page 464.)

glande la cirrhose évolue vers un type différent et aboutit bien souvent à une forme hypertrophique avec formation de fibro-adénomes.

Dans les vices congénitaux, on trouve encore des modifications de structure du testicule dont la description a fait l'objet d'un intéressant mémoire de Monod et Arthaud (1) publié dans les *Archives générales de médecine*. D'après ces auteurs, le testicule ectopié subit dans presque tous les cas une atrophie notable. Cette atrophie suit une évolution déterminée et aboutit comme terme final à une sclérose systématique du parenchyme qui rappelle celle du testicule sénile. Nous avons montré que dans les cas d'ectopie double il y a arrêt complet de développement des deux glandes génitales avec infécondité, et que dans tous les vices congénitaux de formation ou de migration, s'il y a atrophie du testicule, il y a atrophie parallèle et similaire de l'appareil récepteur et vecteur du sperme (vésicules et prostate). Cette association, plus particulièrement celle des vésicules, avait déjà été notée par Godard et par Le Dentu (2).

A côté de ces deux formes d'atrophie, il en existe d'autres qui se développent à la suite des causes les plus diverses.

Une première variété comprend l'atrophie consécutive aux inflammations aiguës du parenchyme testiculaire ou des conduits vecteurs du sperme (épididyme). Certaines orchites aiguës laissent en effet à leur suite des séquelles qui ont pour aboutissant ultime l'atrophie de la glande. Telle est l'orchite traumatique, telles sont les orchites observées au cours ou dans la convalescence des maladies infectieuses. Ces dernières, qui sont dues ou au germe pathogène de l'infection première ou aux germes d'infections

(1) MONOD et ARTHAUD, *Contribution à l'étude des altérations du testicule ectopique et de leurs conséquences* (infécondité). (*Arch. gén. de médecine*, 1887, t. II, p. 641.)

(2) LE DENTU, *Des vices de conformation du testicule*. (Thèse d'agrégation, Paris, 1889, p. 89.)

secondaires, se retrouvent dans les oreillons, certaines angines (VERNEUIL, JOAL), la fièvre typhoïde, le typhus, la variole, le rhumatisme. La plus fréquente est celle des oreillons, elle guérit et on peut en suivre l'évolution ultérieure. Sur un total de 163 cas réunis par Laveran, on ne trouve pas moins de 103 cas d'atrophie testiculaire, soit 2 atrophies pour 3 orchites.

Si les deux testicules sont atteints par l'orchite et atrophiés ensemble consécutivement, la puissance virile est abolie et on a vu des jeunes gens présenter les attributs de véritables eunuques, s'efféminer, devenir glabres, changer d'intonation vocale ; on a même noté (Lereboullet) l'hypertrophie des seins. A l'atrophie des organes génitaux externes correspond probablement celle des organes génitaux profonds : nous n'avons pas d'observation à rapporter et c'est là un des points qu'il nous reste à élucider.

Parmi les autres maladies infectieuses qui peuvent provoquer des déterminations locales sur les testicules, nous devons signaler la blennorrhagie et la syphilis.

L'épididymite double blennorrhagique est une cause de stérilité temporaire ou définitive. L'absence de spermatozoïdes peut n'être que passagère ; mais elle peut se prolonger et devenir définitive ; dans ce dernier cas les testicules s'atrophient, ils restent mous et flasques avec une petite masse indurée au niveau de l'épididyme. Dans un cas qui a trait à une atrophie unilatérale du testicule consécutive à des orchites à répétition, nous avons noté une atrophie du lobe correspondant de la prostate.

OBSERVATION (résumée). — *Orchites blennorrhagiques à répétition du côté droit. Atrophie du testicule de ce côté chez un homme de 36 ans. Par le toucher rectal on note une différence considérable de volume des deux lobes de la prostate; le lobe droit atrophié de moitié tranche singulièrement par ses caractères et sa consistance sur le lobe gauche normal.*

Quant à la syphilis, elle peut atteindre les testicules de façons différentes et à des âges différents.

Elle peut en particulier se localiser sur les glandes génitales mâles chez les enfants à la naissance ou avant la puberté. Cette localisation, qui constitue une des manifestations les plus intéressantes de la syphilis héréditaire, est la seule que nous voulions retenir. Elle fait partie des stigmates de l'hérédo-syphilis si bien étudiés par le professeur Fournier (1). Il désigne sous le nom de stigmates de l'hérédo-syphilis tous les signes, quels qu'ils soient, qui témoignent d'une influence syphilitique d'ordre héréditaire qui dénoncent le passage de la syphilis sur un organisme infantile. Ces stigmates sont multiples et divers ; on peut en trouver du côté des testicules et ce ne sont pas les moins importants. On trouve en effet dans ces glandes deux états anatomiques bien différents, mais presque également significatifs, à savoir, une atrophie sclérosique (sarcocèle syphilitique), un défaut de développement de l'organe (testicule infantile). Dans le premier, la lésion qui guérirait, si elle était traitée, aboutit à une atrophie plus ou moins complète de l'organe, aussi dans un âge plus avancé, les testicules sont petits, parfois singulièrement petits (œuf de pigeon, noisette), durs, fibreux, ligneux, cartilagineux ; ils sont irréguliers, noueux, semés de tubérosités. Dans le second les testicules sont normaux comme forme, exempts de toute altération, notamment de toute dureté, mais ils sont petits, rudimentaires. Par exemple, chez un sujet de 20 ans ou plus, on trouve des testicules d'enfant.

L'observation anatomique qui suit prouve d'une façon évidente qu'à l'atrophie des organes génitaux externes correspond une atrophie parallèle des organes génitaux profonds.

Observation (résumée). — *Hérédo-syphilis. Infantilisme. Sarcocèle syphilitique du testicule droit. Atrophie du testicule gauche. Atrophie par sclérose de la prostate.*

(1) A. Fournier. — *La syphilis héréditaire tardive.* Paris, 1886. *Les stigmates de l'hérédo-syphilis.* (*Presse médicale,* 21 avril 1894, p. 123.)

Nous avons pu pratiquer l'examen anatomo-pathologique de l'appareil génital d'un homme de 35 ans atteint de manifestations hérédo-syphilitiques multiples et présentant tous les signes de l'infantilisme. Il est mort des suites d'une pneumonie infectieuse à l'hôpital Beaujon, dans le service de M. le Dr Millard, en mars 1894. Notre ami, M. Touche, interne du service, a bien voulu nous remettre les organes génitaux.

La verge est petite. Les bourses sont peu volumineuses, les poils peu abondants.

Le testicule gauche atrophié est à peine visible. Le testicule droit est assez volumineux; il est dur au toucher, bosselé, irrégulier. En examinant à l'œil nu une coupe on reconnaît que la glande a perdu son aspect ordinaire: on aperçoit en effet la section de deux masses volumineuses et de plusieurs petites, arrondies, d'un blanc grisâtre, très résistantes. A l'aide de grossissements suffisants ces masses rappellent bien l'aspect de gommes syphilitiques arrivées à une étape éloignée de leur évolution. Il est impossible de retrouver aucune trace de tubes testiculaires. Le testicule ainsi altéré est une glande absolument inapte à remplir sa fonction. Quant aux organes génitaux profonds ils présentent un arrêt de développement des plus marqués.

Les vésicules séminales sont petites,

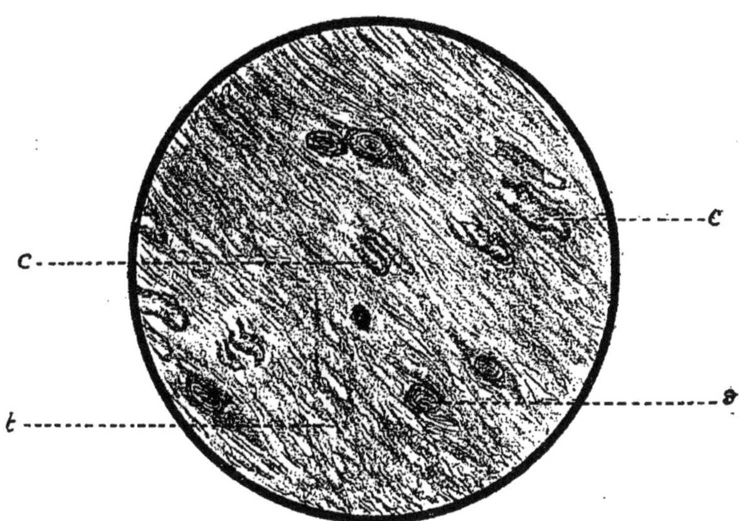

Fig. 7. — Coupe d'une prostate infantile (hérédo-syphilis), cirrhose de la prostate.

c. c. Culs-de-sac glandulaires.
s. Sympexions.
t. Trame conjonctive dense et serrée.

La prostate, très peu développée, a le volume total d'une petite noix. Elle est dure et ferme au toucher. Sur des coupes pratiquées dans le sens du diamètre transversal, on ne retrouve que quelques sacs glandulaires atrophiés au voisinage de la partie inférieure de l'urèthre. Le reste du parenchyme glandulaire est occupé par un tissu conjonctif épais; il s'agit en pareil cas non seulement d'un défaut de développement, mais aussi et surtout d'une véritable cirrhose atrophique.

L'habitus extérieur des individus atteints d'atrophie testiculaire hérédo-syphilitique est des plus caractéristiques; il est à rapprocher de celui des individus chez lesquels un vice congénital a entravé le développement de l'appareil génital. « Les hérédo-syphilitiques présentent en effet la petitesse de la taille, la gracilité des formes, l'aspect général d'infantilisme dans un âge qui n'est plus l'enfance. » Parfois même le développement physique peut rester plus incomplet encore et produire des êtres ratatinés, rabougris, véritablement atrophiés. On peut même se demander avec Fournier si le nanisme ne reconnaîtrait pas, lui aussi, une origine hérédo-syphilitique.

CASTRATION ET ATROPHIE DE LA PROSTATE

Expérimentation.

L'étroitesse des relations que nous cherchons à établir entre les testicules et la prostate va devenir des plus évidentes, lorsque nous aurons montré les modifications qui surviennent dans les parties génitales profondes après l'ablation des glandes testiculaires pratiquée chez un sujet jeune ou adulte. Ces modifications se retrouvent les mêmes chez les animaux et chez l'homme.

Lorsque les deux testicules sont enlevés chez un animal dont le développement génital n'est pas encore fait, les vésicules séminales et la prostate restent petites et ne se développent pas. Lorsque la même opération est pratiquée chez un animal adulte, dont la spermatogénèse est en pleine évolution, ces mêmes parties (vésicules et prostate) s'atrophient. Cette diminution de volume est expliquée par la loi de physiologie générale que nous avons précédemment indiquée et dont nous n'avons qu'à modifier légèrement la formule. Lorsqu'une glande en pleine activité fonctionnelle est supprimée, son conduit excréteur et les parties accessoires qui lui sont annexées se rétractent et s'atrophient.

1° *Résultats de la castration chez les animaux.* — Parmi les opérations que pratiquent les vétérinaires, la plus fréquente est, sans contredit, la castration; aussi rien n'est-il plus facile que de constater les résultats éloignés de cette opération, tout au moins chez les animaux domestiques mâles. Pour cela, il suffit, comme nous l'avons fait dès 1882, d'examiner l'appareil génital profond d'un cheval, d'un bœuf, d'un âne, d'un mouton, d'un porc, pour ne citer que les animaux qui sont tous les matins sacrifiés en grand nombre dans les abattoirs d'une grande ville comme Paris.

Quel que soit le procédé employé, castration double ou bistournage double et complet, les suites éloignées sont les mêmes.

Si l'ablation des testicules, comme cela du reste est la règle, a été pratiquée chez un animal jeune dont la croissance n'est pas faite et dont la fonction testiculaire n'est pas encore active, le défaut de développement est des plus marqués. Nous avons fait à l'échaudoir n° 42 de la Villette de nombreuses dissections sur des bœufs et des taureaux; nos résultats ont toujours été les mêmes. Chez l'animal châtré la prostate est petite et dure, sans suc; les vésicules séminales sont réduites au quart de leur volume; les canaux déférents sont atrophiés dans les mêmes proportions. Ces mêmes différences se retrouvent lorsqu'on les évalue en poids. Chez l'animal châtré, l'appareil génital profond pèse le quart du poids qu'il atteint chez un animal du même âge qui n'a subi aucune mutilation.

Nous avons lu il y a quelques jours seulement dans le mémoire de White qu'Hunter a, de son côté, observé que la prostate du taureau est molle et massive et que celle de l'animal châtré est petite, flasque, coriace et filandreuse.

Griffiths a de son côté recueilli quatre observations personnelles, deux sur le chien et deux sur le chat. Chez ces

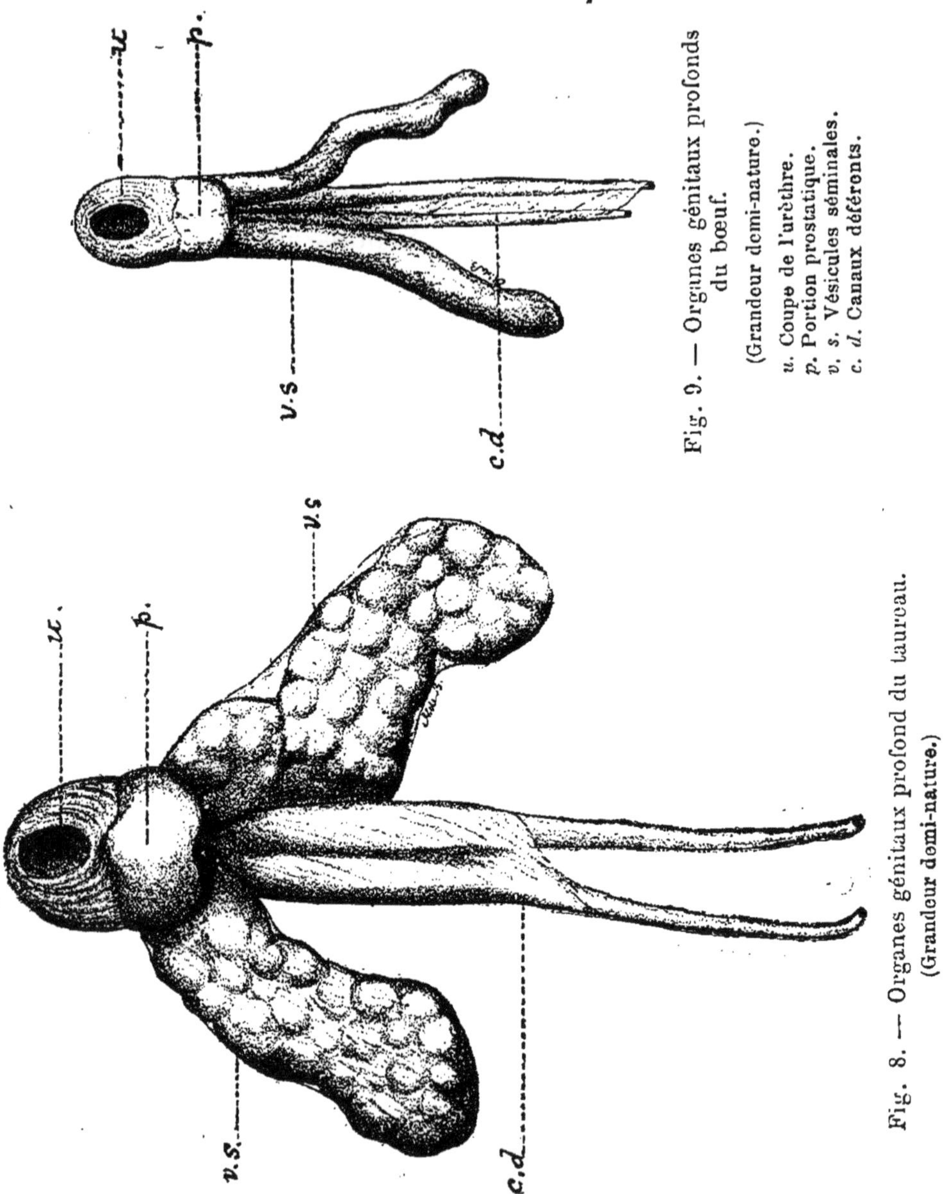

Fig. 9. — Organes génitaux profonds du bœuf.

(Grandeur demi-nature.)

u. Coupe de l'urèthre.
p. Portion prostatique.
v. s. Vésicules séminales.
c. d. Canaux déférents.

Fig. 8. — Organes génitaux profond du taureau.

(Grandeur demi-nature.)

animaux qui avaient pour d'autres raisons subi la castration plusieurs années auparavant, la prostate était devenue une masse de tissu conjonctif fibreux contenant les restes des canaux glandulaires et quelques fibres musculaires atrophiées. Le même auteur a aussi examiné les organes génitaux du cochon, du jeune bœuf, du mouton et du cheval après la castration et a trouvé chez tous des changements similaires.

Si la castration est pratiquée d'une façon expérimentale chez un animal adulte, les mêmes altérations profondes se retrouvent. Si on opère sur des chiens, comme nous l'avons fait en 1882, comme l'a fait Ramm en 1893, on observe une diminution notable de la prostate et celle-ci est telle que la glande a diminué de plus de moitié lorsqu'on sacrifie l'animal deux mois après l'opération.

Les expériences les plus nombreuses et les plus concluantes sont dues à Kirby, de l'Université de Pensylvanie, qui les dirigea à la demande de White. Il opéra sur un grand nombre de chiens, après avoir établi au préalable le poids moyen de la prostate et son poids relatif à celui du corps sur des animaux de différentes tailles et de différents âges. On retrouvera le détail de toutes ses constatations dans le mémoire de White; nous choisirons quelques exemples. Chez un chien de 15 kilogrammes, la prostate pèse 15 grammes; sur un animal de ce poids châtré et sacrifié au bout de 17 jours, la glande ne pèse plus que 5 grammes et demi. Sur un chien de 31 kilogrammes, la prostate pèse en moyenne 30 grammes; 54 jours après une double castration, la glande ne pèse plus que 4 grammes et demi. Nous ne croyons pas devoir multiplier ces exemples; ils sont des plus probants. « Ils montrent clairement que chez le chien la castration est invariablement suivie, avec une rapidité qui, je dois l'avouer, me surprit, de l'atrophie d'abord des éléments glandulaires et ensuite des éléments musculaires et conjonctifs et d'une réduction tout à la fois du volume et du poids (White). »

Sur nos préparations, comme sur les nombreuses que fit Kirby on peut retrouver des caractères histologiques qui ne font que confirmer ce qu'apprend l'examen microscopique. On rencontre en effet beaucoup de tissu conjonctif, peu de fibres musculaires lisses et quelques débris de culs-de-sac épithéliaux dont les cellules de revêtement tassées les unes contre les autres ont perdu leurs noyaux.

Ces résultats ont une importance capitale, car il est admis généralement que la prostate du chien a les plus grandes analogies avec celle de l'homme. Quelques auteurs, Mansell Moulin (1) par exemple, admettent même que les chiens, quand ils deviennent vieux, de même que les verrats, présentent des lésions similaires à celles qui chez l'homme caractérisent l'hypertrophie de la prostate.

2° *Résultats de la castration chez l'homme.* — Ce point particulier avait déjà préoccupé Godard, puisque dès 1858 il avait cherché à obtenir des renseignements sur l'eunuchisme et les suites éloignées de la castration. Au cours d'un voyage en Égypte, il avait questionné sur ce sujet le Dr B... qui a habité le Soudan en 1856. Il n'avait pu se procurer d'organes génitaux d'eunuque. « Je demande à M. B..., écrit-il, si je ne pourrais avoir d'organes génitaux d'eunuque ; il me dit que cela est impossible, car ils appartiennent à des harems qui réclament leurs corps. M. B... me dit qu'il faut supposer qu'ils ont une petite prostate, mais il élude de me dire s'il en a disséqué. »

Le désir qu'avait exprimé Godard dans ces lignes, il put cependant le satisfaire plus tard. Dans les notes qui furent recueillies dans ses bagages, après sa mort malheureuse à Jaffa, en plein désert, le 21 septembre 1862, on retrouva la description nécropsique des organes génitaux d'un eunuque et un dessin représentant les modifications qu'ils ont subies. Dans le livre *Égypte et Palestine* (2) où ses amis publièrent, pour rendre hommage à la mémoire de Godard, les différentes observations scientifiques qu'il avait recueillies

1. Mansell Moulin, *Castration in enlargement of the prostate.* (*The British méd. Journal*, 30 septembre, 1893. p. 765.)

(2) Godard, *Egypte et Palestine*, p. 130, 1867.

au cours de son dernier voyage, nous trouvons la suivante :

Observation (résumée). — *Examen des organes génitaux d'un eunuque*. L'opération a été complète ; l'urèthre s'ouvre au milieu d'une

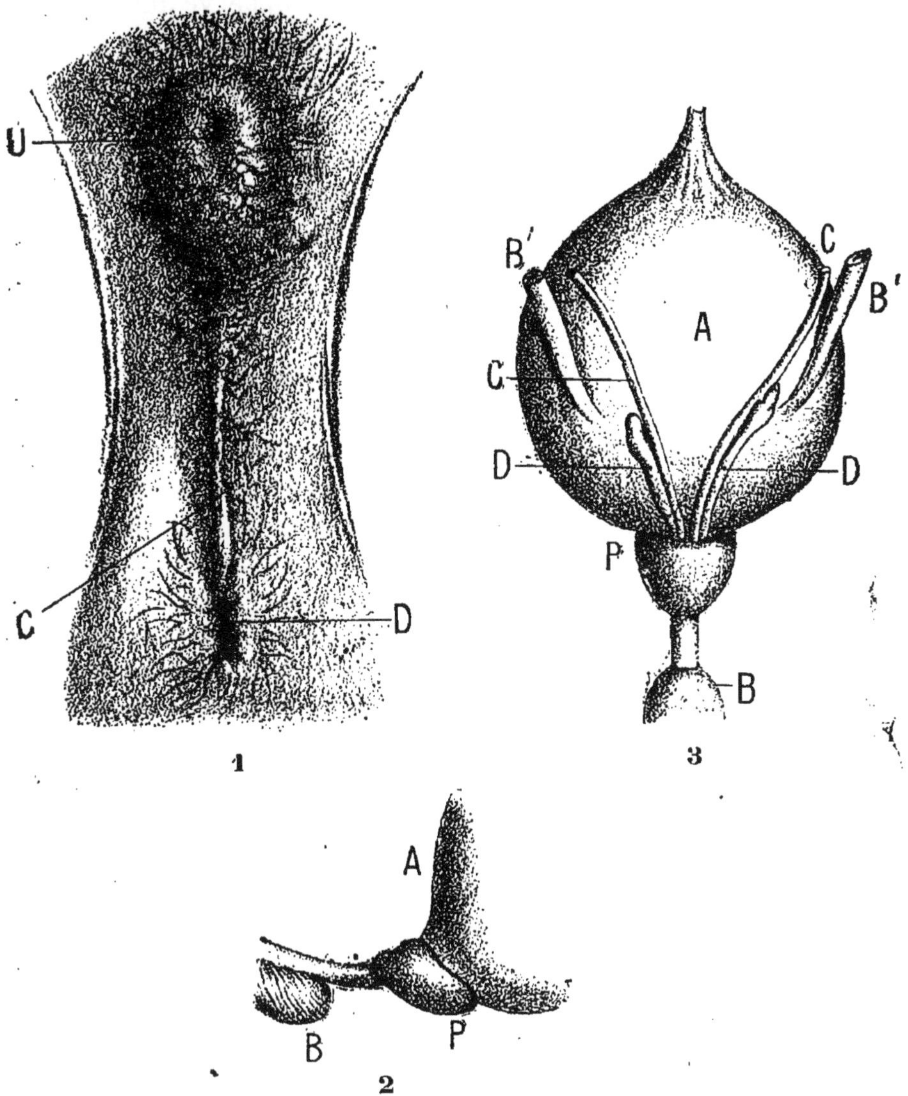

Fig. 10. — Organes génitaux externes et profonds d'un eunuque. (Dessin emprunté à Godard.)

1. Organes génitaux externes.
2. Vessie, prostate.
3. Prostate et vésicules séminales, face postérieure de la vessie.

petite saillie arrondie. Nulle part on ne voit de trace d'opération ni de cicatrice.

La vessie est petite, bien qu'étant insufflée.
La prostate a le volume de celle d'un enfant.
Les canaux déférents sont petits, les vésicules séminales ont le volume de celles d'un enfant.

White rapporte que Grüber (1) avait observé une atrophie très marquée de la prostate chez un homme de 65 ans qui avait été châtré dans sa prime jeunesse.

Bilharz (2) a confirmé ces mêmes constatations dans sa description anatomique de deux eunuques d'Éthiopie.

De même Pelican (3) dans un livre consacré à l'étude d'une secte particulière en Russie, dit que chez les hommes châtrés les prostates sont atrophiées et ont les dimensions de prostates d'enfants de 6 à 7 ans.

Civiale (4) rapporte qu'en pratiquant la lithotomie sur un homme qui avait subi dans sa jeunesse une castration double pour obtenir la guérison d'une hernie double, il constata une disparition complète de la prostate.

Le hasard, qui fait quelquefois bien les choses, nous a permis, l'an dernier, d'observer un eunuque. Il s'agissait d'un nègre qui s'exhibait avec un harem dans un des théâtres de Paris.

Observation (résumée). — *Eunuque de 56 ans. Ablation complète des organes génitaux externes à l'âge de 11 ans. Atrophie de la prostate.*

Le 25 décembre 1893, j'ai pu examiner à loisir un nègre de 56 ans, grand, mince, absolument glabre, qui avait subi une mutilation complète vers l'âge de 11 ans. De l'examen complet que j'ai fait, je ne veux retenir que ces deux points. Absence complète d'organes génitaux externes, atrophie complète et même disparition de la prostate, qu'un toucher rectal méthodiquement pratiqué ne permet pas de retrouver.

Quant aux effets que produit la castration double dans le corps humain, ils ont fait, depuis le fameux mémoire de

(1) Grüber, *Multers Archiv.*, 1847, p, 469.
(2) Bilharz, *Anatomie de l'appareil génital de deux eunuques d'Ethiopie.* (Berlin, 1859.)
(3) Pelican, *Skopzenthum in Russland*, 1875, S. 99.
(4) Civiale, *Traité pratique des maladies des organes génito-urinaires*, t. II, p. 338.

Mojon (1), l'objet de nombreux travaux. Nous n'en reprendrons pas la description, et disons seulement que les modifications observées en pareil cas sont à rapprocher de celles que nous avons énumérées précédemment.

Lorsque la castration a porté sur un testicule, et surtout si elle a été pratiquée dans l'enfance, elle entraîne un défaut de développement du lobe correspondant de la prostate et l'inégalité entre les deux lobes devient surtout évidente après la puberté. La vésicule séminale du même côté reste, elle aussi, petite. « De même que constamment du côté correspondant au testicule non descendu, la vésicule séminale est diminuée de volume, de même, à la suite de la castration, la vésicule du côté correspondant s'atrophie complètement ; nous avons toujours vu une relation intime entre la vésicule séminale et le testicule auquel elle correspond. » (Godard.)

HYPERTROPHIE DE LA PROSTATE ET CASTRATION

Applications thérapeutiques.

Les recherches dont nous venons d'exposer les résultats ont, nous l'espérons, suffisamment montré les liens étroits qui unissent l'un à l'autre les deux segments (testicules et prostate) de l'appareil génital mâle.

Étant donnée l'influence qu'exerce la castration double sur la prostate normale, il était tout naturel de se demander quelle pouvait être l'influence qu'exerce la même opération sur la prostate hypertrophiée chez l'homme. Ce problème que nous nous étions posé il y a dix ans, nous l'avions promptement résolu et, avec une ardeur toute juvénile, nous n'avions pas craint, dès cette époque, de proposer la castration double comme procédé de cure radicale de l'hypertrophie prostatique. La conviction que nous n'avions pas

(1) Mojon, *Mémoire sur les effets de la castration dans le corps humain*, 3e édition, Gênes, 1813.

su inspirer alors est plus ferme encore aujourd'hui, car il existe maintenant des faits, peu nombreux encore, mais absolument démonstratifs. Ces faits, nous les devons à Ramm, nous les devons à White qui cependant, il l'avoue lui-même, n'a pas eu le courage de son opinion, « car dans sa première lecture il cherchait assez de lumières pour se convaincre ». Il a néanmoins eu le mérite d'exciter le zèle de ses collègues, comme le prouvent les opérations de Francis L. Haynes (1), les communications de Mansell Moulin (2), de Reginald Harrison (3), de Mac Mun (4), de Griffiths (5), de Powel (6).

Dans sa première communication à la Société de médecine de Christiania, Ramm analyse les raisons qui l'ont conduit à appliquer à l'homme atteint d'hypertrophie de la prostate la castration comme méthode thérapeutique. « L'analogie entre la prostate et l'utérus, dit-il, qui est généralement admise, m'a conduit à cette pensée que l'hypertrophie de la prostate peut être soumise aux mêmes lois que les myomes utérins, en d'autres termes que l'ablation des testicules peut amener une atrophie de la prostate hypertrophiée comme l'ablation des ovaires amène une atrophie des corps fibreux utérins. »

White discute aussi longuement sur cette analogie et se livre à des considérations intéressantes sur le mode de formation de ces deux états pathologiques et leurs relations avec l'activité fonctionnelle de l'appareil génital.

Nombreux sont les auteurs qui comme ceux que nous

(1) L. Haynes, *Buffalo medical a surgical Journal*. Mars 1894.

(2) C. Mansell Moulin, *Harveian Lectures*, 1892. *Castration in enlargement of the prostate? Lettre*. (*The British med. Journal*, 16 septembre 1893, p. 655 et 30 septembre 1893, p. 765.)

(3) Harrison, *Lethsonian Lectures*, 1888. — *Castration in enlargement of the prostate. Lettre*. (*The British med. Journal*, 23 septembre 1893, p. 708. — *Internat. Encycl. of Surgery*, vol. VI.)

(4) Mac Mun, *British med. Journal*, 23 septembre 1893.

(5) Joseph Griffiths, *Castration in elargement of the prostate*. (*The British med. Journal*, 30 septembre 1833, p. 765.)

(6) Arthur Powel, *British med. Journal*, 18 novembre 1893.

venons de citer admettent, depuis Velpeau et Thompson, une analogie étroite sinon une similitude absolue entre les petites masses que l'on rencontre dans les grosses prostates et les corps fibreux de l'utérus. Ces deux productions ont en effet quelques caractères macroscopiques communs, et dans les deux organes elles peuvent être énucléées. Mais c'est à ces caractères grossiers que se borne leur ressemblance. Nous avons en effet démontré que leur structure histologique est bien différente. Les corps fibreux de l'utérus sont, d'une façon générale, composés de fibres musculaires lisses et de vaisseaux, les petites masses de la prostate contiennent au contraire très peu de fibres musculaires lisses; elles sont formées avant tout et surtout par des culs-de-sac glandulaires modifiés dans leur structure et par des couches concentriques composées de fibres conjonctives et de fibres musculaires lisses. Nous avons donné à ces productions le nom de fibro-adénomes, nom qui a été généralement adopté par les auteurs depuis nos recherches. Il y a donc entre les deux tissus de formation nouvelle les plus grandes différences histologiques; nous pourrions invoquer aussi des différences embryologiques.

C'est en se basant sur des considérations analogues à celles de Ramm et de White qu'un chirurgien viennois, Bier (1), a, dans ces derniers temps, proposé un procédé de cure radicale de l'hypertrophie de la prostate. Connaissant les bons résultats que donne la ligature des artères correspondantes dans les myomes utérins, le goître, la mammite hypertrophique simple, etc., cet auteur a fait dans trois cas d'hypertrophie prostatique la ligature des deux artères iliaques internes. Dans ces trois cas l'amélioration fut considérable et la diminution de la glande très manifeste. Quoi qu'il en soit, c'est par analogie que la castration a été faite comme moyen thérapeutique; on a assimilé la

(1) Bier, *Unterbindung der Art. Iliacae internae gegen prostata. Hypertrophie.* (*Wiener klin. Wochenschrift,* n° 32, 1893 et *Centrabl. f. Chirurg.,* n° 37, 1893.)

prostate à l'utérus et les testicules aux ovaires et on s'est basé sur les résultats de la castration ovarienne dans les cas où elle a été appliquée à la cure des fibro-myomes utérins. Mais, comme le fait avec juste raison remarquer Mac Munn, l'analogie est trompeuse ; les vaisseaux et nerfs ovariens et utérins sont plus directement réunis que ne le sont les vaisseaux et nerfs testiculaires et prostatiques. Pour expliquer l'atrophie de la prostate hypertrophiée, nous croyons qu'il faut tenir compte de la loi de physiologie générale que nous avons rappelée et qu'il faut considérer la diminution de volume de la prostate malade comme étant le résultat d'un trouble trophique et comme reconnaissant pour cause pathogénique plutôt une influence nerveuse qu'une influence vasculaire.

Pour juger les résultats de la méthode nouvelle, il nous paraît utile de résumer les faits publiés jusqu'à ce jour ; nous rapporterons les deux observations de Ramm.

Observation (résumée). — *Hypertrophie de la prostate chez un vieillard de 73 ans. Dysurie datant de 15 ans. Castration double. Guérison.*

La dysurie datait de 15 ans ; la prostate, cause de cette gêne mécanique, avait le volume d'une pomme. Dans les deux dernières années, le malade qui n'avait jamais été sondé urinait toutes les heures sans pouvoir vider sa vessie. Pendant le séjour à l'hôpital, on dut recourir au cathétérisme.

Trois jours après l'opération la diminution de volume de la prostate est déjà appréciable et dans la suite elle a été en augmentant. Au bout de quelques mois le patient n'urine plus que deux fois dans la nuit et trois ou quatre fois dans la journée ; il a repris son travail de menuisier.

Observation (résumée). — *Hypertrophie de la prostate chez un vieillard de 67 ans et demi. Castration double. Guérison.*

Le patient était entré une première fois à l'hôpital en 1877 pou une rétention d'urine et, depuis 14 ans, il souffrait de douleurs de vessie. Depuis 1887, il se sert deux fois par jour d'un cathéter de Nélaton, quelquefois même deux à trois fois par heure. En 1892 on dut faire une ponction sus-pubienne. A l'entrée à l'hôpital la matité vésicale s'étendait jusqu'au-dessus de l'ombilic et on eut beaucoup de peine à pratiquer le cathétérisme.

La castration eut lieu le 25 avril. Dans la nuit qui suivit l'opération le malade put évacuer environ 80 centimètres cubes d'urine en jet. La prostate diminua rapidement de volume.

Depuis sa sortie de l'hôpital, le malade ne s'est plus jamais servi de sa sonde; il urine quatre ou cinq fois dans le jour et une fois dans la nuit. Il y a quatre jours (janvier), le malade assistait à un mariage à l'église, faisait ensuite une longue promenade et prenait part le même soir à la réunion de famille.

Observations. — Les faits publiés par le Dr Francis L. Haynes (1) de Los Angelos (Californie) ne sont pas moins instructifs.

Orchectomie pour hypertrophie de la prostate.

Poursuivant l'idée de White de Philadelphie, j'ai opéré à trois reprises la castration double sur des vieillards atteints d'hypertrophie prostatique.

L'opération a été faite il y a 84 jours dans un cas où les symptômes remontaient à deux ans. Le malade est actuellement guéri.

Une deuxième intervention a été faite dans un cas désespéré, où le cathétérisme était nécessaire toutes les 2 heures, compliqué de cystite aiguë et de morphinisme survenu comme résultat des souffrances excessives. Grâce à des soins les plus dévoués, ce vieillard a éprouvé une amélioration merveilleuse. La cystite a disparu. Le tiers de l'urine passe spontanément et il se sert du cathéter toutes les 4 ou 5 heures. Le morphinisme est guéri et son état général est bon.

Enfin une troisième opération a été pratiquée il y a 14 jours; dans ce cas le cathétérisme était presque impossible à cause du développement anormal de la prostate.

Observation (résumée). — Pendant la semaine de Noël 1893 le Docteur Frémont-Smith fit voir en consultation à White, à Sainte-Augustine, Florida, un malade qui se trouvait dans un état désespéré, ayant une prostate hypertrophiée avec infection marquée, cystite, commencement d'urémie, etc. Le Docteur Frémont-Smith vient de publier l'observation à l'Académie de médecine de New-York. Quinze semaines après l'opération, le malade avait gagné 45 livres de poids et ne présentait plus de symptômes de cystite. Il urine à l'heure qu'il est normalement et librement.

Observation. — White, le 31 janvier 1884, a fait une opération sur un confrère âgé de 69 ans, qui avait la prostate très grosse, de la dimension de la moitié d'une orange, qui n'avait pas pissé sans sonde depuis des années, et dont les urines étaient chargées de mucosités, d'une odeur infecte et contenaient parfois du sang. En ce moment (14 semaines plus tard), bien qu'il n'ait pas encore uriné spontanément, l'examen rectal démontre une réduction de l'hypertrophie de la prostate qui a aujourd'hui des dimensions à peu près normales.

(1) L. Haynes, *Buffalo medical a. surgical Journal*, mars 1894.

La sonde qu'on introduisait précédemment jusqu'à une profondeur de 25 centimètres avant d'atteindre les urines n'entre maintenant que de 20 centimètres. L'introduction en est facile et sans douleur, au lieu d'être difficile et douloureuse.

De ces faits nous rapprocherons le suivant dû à Arthur Powel (1) dans lequel une castration unilatérale, l'autre testicule étant atrophié, amena la guérison de troubles urinaires.

Observation. — Un homme âgé de 65 ans fréquentait depuis plusieurs mois la consultation de l'hôpital royal de Belfast pour une rétention d'urine due à une hypertrophie de la prostate. Une tumeur s'étant développée dans le testicule droit, il fut châtré par M. Fergan. Après sa sortie de l'hôpital, il ne vint plus à la visite pendant trois mois parce qu'il n'avait plus de troubles urinaires. Le testicule gauche était petit avant l'opération et, depuis l'ablation du droit, il était devenu impuissant. Par le toucher rectal il fut facile de constater une diminution notable du volume de la prostate.

Tels sont les faits publiés jusqu'à ce jour. Pouvons-nous en tirer quelques conclusions? Ramm n'a pas hésité à dire, après ses heureux résultats opératoires « que la prostate hypertrophiée se ride après la castration double et que la diminution de volume subsiste avec le temps; que la castration double peut être employée comme moyen thérapeutique dans les maladies des voies urinaires où l'obstacle au cours de l'urine est dû à une hypertrophie de la prostate ».

Quelques-uns de nos amis chirurgiens, auxquels nous exposions l'état actuel de la question, nous ont fait nombre d'objections.

Les uns, les plus nombreux, nous ont dit que leurs malades, même âgés, ne consentiraient pas de gaîté de cœur à faire le sacrifice de leurs testicules. D'autres nous ont demandé si une castration unilatérale ne serait pas suffisante pour lutter contre la dysurie mécanique.

Aux premiers nous avons répondu que la castration

(1) Arthur Powel, *British medical Journal*, 18 novembre 1893.

double ne devait être proposée qu'aux urinaires dont la vie devient presque impossible, à ceux en particulier qui sont obligés de se sonder à chaque heure du jour, parfois même plusieurs fois par heure, lorsque leur vessie est devenue irritable, à ceux chez lesquels le cathétérisme détermine des accidents plus ou moins graves du côté de l'urèthre (fausses routes) ou du côté des testicules (orchites infectieuses du cathétérisme), à ceux enfin dont la rétention est telle qu'il faut recourir à une ponction vésicale ou même à la création d'un urèthre sus-pubien. Ce sont bien là les indications qui devront guider le chirurgien et qui, nous en sommes certain, entraîneront facilement l'adhésion du malade. Il est bien certain que la méthode nouvelle ne doit pas être appliquée à tous les cas, qu'elle doit être réservée à ceux où la dysurie mécanique par hypertrophie prostatique est des plus grandes et où les moyens utilisés jusqu'à ce jour sont purement et incomplètement même palliatifs.

Dans les cas de dysurie légère, il serait en effet impossible de proposer la castration double, car la mutilation proposée serait certainement refusée par des hommes même avancés en âge qui, aimant à se faire illusion, tiennent à conserver leurs testicules, témoignages de leur virilité passée. Mais il n'en sera plus de même lorsqu'elle sera proposée à de vrais urinaires, à ceux dont la crainte constante est de ne pouvoir évacuer le contenu de leur vessie, à ceux « qui sont exposés à des accidents locaux et généraux le plus souvent graves, ayant la vessie ou les reins pour théâtre » (Guyon) (1).

Il faudra aussi tenir grand compte de l'état du muscle vésical et rechercher si ses contractions peuvent encore être utilisées.

Quant à l'influence de la castration unilatérale, nous ne pouvons, quant à présent, en indiquer la valeur comme moyen curatif, car elle n'a jamais été pratiquée dans ce but.

(1) GUYON, *Leçons cliniques sur les affections chirurgicales de la vessie et de la prostate.* Paris, 1888.

CONCLUSIONS

L'embryologie et l'anatomie démontrent que l'évolution de la prostate est intimement liée à celle du testicule.

Dans les vices congénitaux de développement ou de migration des testicules, la prostate est atrophiée. Dans la monorchidie ou l'ectopie unilatérale, le lobe correspondant de la prostate est seul atrophié; l'atrophie de la prostate est totale dans le cas d'absence complète des testicules ou de cryptorchidie.

L'atrophie des testicules consécutive aux lésions inflammatoires (orchites) s'accompagne d'atrophie de la prostate.

La castration double pratiquée chez les animaux (animaux mâles châtrés) ou chez l'homme (eunuques) détermine une atrophie considérable de la prostate et des vésicules séminales.

La castration double détermine l'atrophie de la prostate lorsque cette glande est hypertrophiée. Cette opération peut devenir une méthode curative dans certains cas de dysurie mécanique par hypertrophie de la prostate.

INDEX BIBLIOGRAPHIQUE

Acton. — *Fonctions et désordres de la génération chez l'enfant, le jeune homme, l'adulte et le vieillard.* Traduction. Paris, 1863.

Arthaud. — *Étude sur le testicule sénile.* Thèse de Paris 1883.

P. Bezançon. — *Étude sur l'ectopie testiculaire du jeune âge et son traitement.* Thèse Paris, 1892.

Belfield. — *The American Journal of the medical Sciences.*

Bier. — *Unterbindung der art. iliacæ internæ gegen Prostata-hypertrophie. Wiener klin. Vochensrift* n° 32, 1893 et *Centrabl. f. Chirurg.*, n° 37. 1893.

Bilharz. — *Anatomie de l'appareil génital de deux eunuques d'Ethiopie.* Berlin, 1859.

Bourneville et Solier. — *Des anomalies des organes génitaux chez les idiots et les épileptiques. Progrès médical.* 1888, page 125.

Cadiat. — *Du développement du canal de l'urèthre et des organes génitaux de l'embryon. Journal de l'anatomie.* Juin 1884.

Campenon. — *Article* Prostate *in Nouveau Dictionnaire de médecine* Tome XXIX.

Civiale. — *Traité pratique des maladies des organes génito-urinaires.* Tome II, page 338.

Chauveau. — *Anatomie comparée des animaux domestiques.* Paris, 1871.

Comby. — *Les oreillons. Collection Charcot-Debove.* Paris, 1893. Page 107.

Cornelli. — *Ueber ein Fall von Geburts hinderniss Wien. med. Wochensch.*, 1879. N° 37.

Mathias Duval. — *Cours d'histologie* (1894). *Leçons sur la fécondation.*

A. Dieu. — *Recherches sur le sperme des vieillards. Journal d'anatomie et de physiologie.* 1867.

E. Desnos. — *Recherches sur l'appareil génital des vieillards.* Paris, 1886. *Article* Prostate *in Dictionnaire encyclopédique des sciences médicales,* 2e série. Tome XXVII.

A. Duplay. — *Recherches sur le sperme des vieillards. Arch. générales de médecine*, 1852.

A. Duplay. — *Recherches sur les changements et les altérations que présente chez les vieillards l'appareil sécréteur et excréteur du sperme. Archives générales de médecine*, 1855.

A. Fournier. — *La syphilis héréditaire tardive.* Paris, 1886. *Les stigmates de l'hérédo-syphilis. Presse médicale*, 21 avril 1894. Page 123.

M. Gill. — *British med. Journal*, 1889.

J. Griffiths. — *Journal of Anat. and Physiol.* Vol. XXIII and XXVIII.

Gegenbauer. — *Manuel d'anatomie comparée.* Paris, 1874.

Gruber. — *Uber congenitale Anorchie bei Menschen. Medicin Jahrbucher* Band XV. P. 42. Wien., 1868.

E. Godard. — *Recherches sur les monorchides et les cryptorchides.* Paris, 1856.

E. Godard. — *Études sur la monorchidie et la cryptorchidie chez l'homme.* Paris, 1857. *Mémoires de la Société de biologie.* Années 1856 et 1857.

E. Godard. — *Étude sur l'absence congénitale du testicule.* Thèse de Paris 1858. *Société de biologie*, 1859.

E. Godard. — *Recherches tératologiques sur l'appareil séminal.* Paris, 1860.

E. Godard. — *Egypte et Palestine Observations médicales et scientifiques.* Paris, 1862.

O. Geuillot. — *Des vésicules séminales. Anatomie et pathologie.* Thèse de Paris, 1882. N° 29, page 9.

Goubaux et Follin. — *De la cryptorchidie chez l'homme et les principaux animaux domestiques. Bulletin de la Société de biologie*, 1855.

F. Guyon. — *Leçons cliniques sur les affections chirurgicales de la vessie et de la prostate.* Paris, 1888.

Harrison. — *Lettsomian Lectures.* 1888.

Reginald Harrison. — *Castration in enlargement of the prostate. — The British med. Journal*, 23 sep. 1893. Page 708.

Harrisson. — *International Encyclopedie of surgery.* Volume VI. Page 388.

Hjelt. — *Jinska Lakarsullsk forhandl* 1876. Volume XVII. Page 46. *Atrophie des parties génitales.* (N'a pu être consulté.)

Joal. — *De l'orchite et de l'ovarite amygdaliennes. Archives générales de médecine.* Mai-juin 1886.

P.-E. Launois. — *De l'appareil urinaire des vieillards.* (*Étude anatomo-pathologique et clinique.*) Paris, 1885. Prix Civiale.

P.-E. Launois. — *Étude critique sur l'appareil urinaire des vieillards et* *l'hypertrophie de la prostate*. Mémoire inédit 1893. Prix Tremblay. (Académie de médecine.)

P.-E. Launois et H. Morau. — *Manuel d'anatomie microscopique et d'histologie*. Paris, 1891.

Le Dentu. — *Des vices de conformation du testicule*. Thèse d'agrégation. Paris 1869. Page 89.

Monod et Arthaud. — *Contribution à l'étude des altérations du testicule ectopique et de leurs conséquences (infécondité). Arch. gén. de médecine*, 1887. Tome II, p. 641.

R. Mojon. — *Mémoire sur les effets de la castration dans le corps humain* 3e édition. Gênes, 1813.

Moulin. — *Haweian Lectures*. 1892.

Mansell Moulin. — *Castration in enlargement of the prostate. The British med. Journal*. 30 sept. 1893, page 765.

Monod et Terrillon. — *Traité des maladies du testicule*. Paris, 1869. Page 464.

Pelican. — *Skopzenthum in Russland*. 1875.

Picardat. — *Recherches sur les anomalies congénitales de l'urèthre*. Thèse de Paris, 1858.

Ramm. — *Hypertrophia prostatoe behandelt mit Kastration. Centralbl. fur Chirurgie*. 1893. N° 35, p. 759.
(Une faute d'impression a fait écrire Roeum, faute qui a été reproduite dans les journaux français.)

Ramm. — *Hypertrophia prostatoe durch Kastration behandelt. Centrabl. fur Chirurgie*. 28 avril 1894.

P. Reclus. — *De la syphilis du testicule*.

F. Siredey. — *Article* Impuissance *in Nouveau Dictionnaire de médecine*. Tome XVIII.

Tourdes. — *Article* Impuissance *in Dictionnaire encyclopédique des sciences médicales*. IVe série. Tome XV, 2e partie.

Verneuil. — *Des métastases testiculaires dans le cours des angines. Archives générales de médecine*, 1857.

Wenzel. — *Gruber mediz. Jahrbuch*. Band XV, cité par Le Dentu.

W. White. — *The present position of the surgery of the hypertrophied prostate. Annals of surgery*, 1er août 1893. *The British. med. Journal*. 9 septembre 1893.

W. White. — *La castration pour hypertrophie de la prostate. Union médicale*, 30 juin 1894.

Les dessins de ce mémoire sont dus à mon ami O. Benoît.

Paris. — Typ. Chamerot et Renouard, 19, rue des Saints-Pères. — 31753.

www.ingramcontent.com/pod-product-compliance
Ingram Content Group UK Ltd.
Pitfield, Milton Keynes, MK11 3LW, UK
UKHW020353250726
13967UKWH00005B/2256